BEI GRIN MACHT SICH IHR WISSEN BEZAHLT

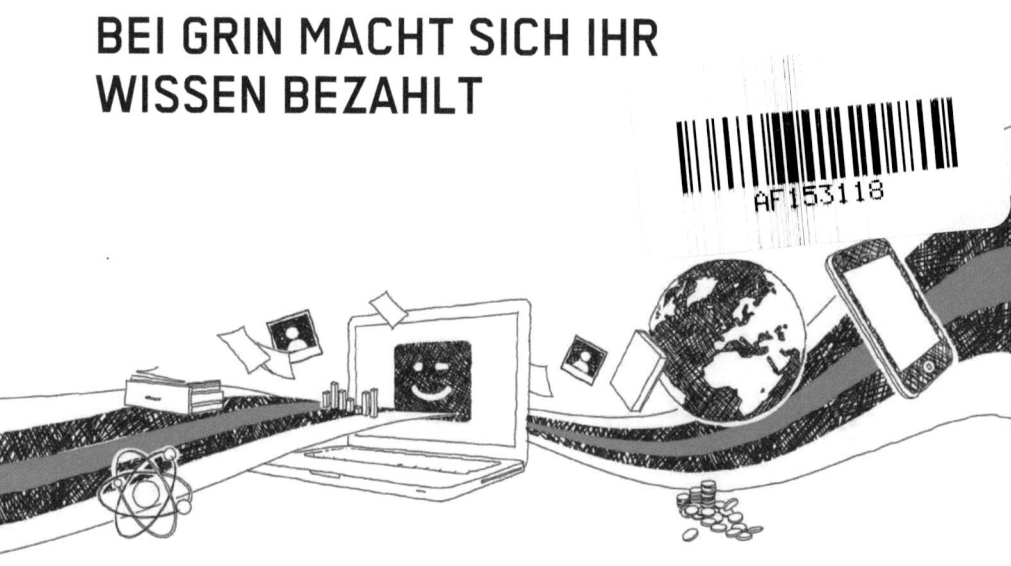

Effektive Trainingsplanung für Ausdauertraining ohne Erfahrung unter Berücksichtigung der Trainingslehre 2. Erstellung eines 8-wöchigen Mesozyklus-Plans

Luis Brenner

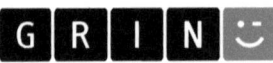

Bibliografische Information der Deutschen Nationalbibliothek:

Die Deutsche Nationalbibliothek verzeichnet diese Publikation in der Deutschen Nationalbibliografie; detaillierte bibliografische Daten sind im Internet über http://dnb.d-nb.de abrufbar.

ISBN: 9783346866363
Dieses Buch ist auch als E-Book erhältlich.

Druck und Bindung: Books on Demand GmbH, Norderstedt Germany
Gedruckt auf säurefreiem Papier aus verantwortungsvollen Quellen

Das vorliegende Werk wurde sorgfältig erarbeitet. Dennoch übernehmen Autoren und Verlag für die Richtigkeit von Angaben, Hinweisen, Links und Ratschlägen sowie eventuelle Druckfehler keine Haftung.

Das Buch bei GRIN: https://www.grin.com/document/1352259

Inhaltsverzeichnis

Der Anhang wurde entfernt.

1 Diagnose

Um eine Trainingsplanung durchzuführen, muss zunächst ein Eingangsgespräch sowie eine Blutdruckmessung durchgeführt werden. Die Blutdruckmessung erfolgt mithilfe eines elektronischen Blutdruckmessgerätes und es werden möglichst viele allgemeine und biometrische Daten des Kunden erfasst. Diese Daten dienen dazu, die aktuelle Leistungsfähigkeit und den Gesundheitszustand zu ermitteln. Zusätzlich zu den Trainingsmotiven, der beruflichen Tätigkeit und den aktuellen oder früheren sportlichen Aktivitäten sind auch Alter, Körpergröße und Geschlecht unerlässlich für eine optimale Trainingssteuerung. Es ist auch wichtig, das Zeitbudget, die allgemeine Befindlichkeit und eine eventuelle Medikamenteneinnahme zu berücksichtigen, um die Sicherheit des Kunden zu gewährleisten. Die allgemeinen und biometrischen Daten, die während des Eingangsgesprächs und der Blutdruckmessung erhoben werden, sind in Tabelle 1 dargestellt.

1.1 Biometrische und allgemeine Daten

Tabelle 1: Biometrische und allgemeine Daten

Alter	23	
Geschlecht	Männlich	
Trainingsmotive	Gewichtsreduktion, Verbesserung der Ausdauer	
Aktuelle und frühere sportliche Aktivitäten	Keine aktuellen Körperlichen Aktivitäten Frühere Aktivitäten: Handball	
Berufliche Tätigkeit	Bürokaufmann, hauptsächlich sitzend	
Zeitbudget	2-3x die Woche	
Körpergröße	1.80m	
Körpergewicht	83kg	
Body-Mass-Index	25,6	
Bewertungsstufe: normal	Systolischer Blutdruck: 126mmH	Diastolischer Blutdruck: 81mmH

Tabelle 2: Blutdruckklassifikation der American Heart Association (modifiziert nach Mancia et al., 2013, S. 1286)

Bewertungsstufen	Systolischer Druck	Diastolischer Druck
Normalblutdruck (Normotonie)		
Optimal	Unter 120 mmHg	Unter 80 mmHg
Normal	Unter 130 mmHg	Unter 85 mmHg
Hochnormal	130-139 mmHg	85-89 mmHg
Bluthochdruck (Hypertonie)		
Stufe 1	140-159 mmHg	90-99 mmHg
Stufe 2	160-179 mmHg	100-109 mmHg
Stufe 3	>180 mmHg	>110 mmHg

Tabelle 3: Allgemeine Daten zum Gesundheitszustand

Orthopädische Probleme	keine
Internistische Probleme	Hatte mal Asthma, seit Jahren aber keinen Anfall
Medikamenten Einnahme	Notfallspray vorhanden, jedoch seit Jahren nicht benutzt

Gemäß den Angaben der Weltgesundheitsorganisation (WHO) aus dem Jahr 1970 wird ein Body-Mass-Index (BMI) zwischen 18,5 und 24,9 als normal für Erwachsene angesehen. Der BMI des Kunden liegt mit 25,6 etwas über diesem Bereich. Der Kunde hat keine orthopädischen Probleme, leidet jedoch unter internistischen Beschwerden, konkret leichtem Asthma, beziehungsweise er gab an, dass er im Verlauf seines jüngeren Lebens Asthma hatte. Zur Behandlung nutzt der Kunde ein Asthmaspray, das er in Notfällen einnehmen kann. Der gemessene Blutdruck befindet sich laut Tabelle 2 im normalen Bereich und beeinträchtigt das Training nicht. Aufgrund der verfügbaren Daten lässt sich der Gesundheitszustand des Kunden als gut bewerten. Somit ist davon auszugehen, dass dem Training aus gesundheitlicher Sicht nichts im Wege steht.

1.2 Leistungsdiagnostik /Ausdauer -test

Vor dem Ausdauertest wird der Kunde vor eingestuft, wobei Alter, Geschlecht, Trainingszustand und Ruhepuls berücksichtigt werden. Aufgrund des erhöhten BMI und mangelnder körperlicher Aktivität wird der Kunde als untrainiert eingestuft. Sein Ruhepuls beträgt 68 Schläge pro Minute, anhand dessen die individuelle Zielherzfrequenz bestimmt wird. Die Voreinstufung gemäß Tabelle 4 basiert auf Ruheherzfrequenz und Lebensalter und ergibt eine Zielherzfrequenz von 145 Schlägen pro Minute.

Tabelle 4: Voreinstufung nach Ruheherzfrequenz und Lebensalter (modifiziert nach Trunz, 2001; IPN, 2004, S.4)

Hfruhe	Alter	<20	20-29	30-39	40-49	50-59	60-69	>70
< 50 S/min		140 S/min	135 S/min	130 S/min	125 S/min	115 S/min	110 S/min	105 S/min
50-59 S/min		145 S/min	140 S/min	135 S/min	125 S/min	120 S/min	115 S/min	110 S/min
60-69 S/min		145 S/min	145 S/min	135 S/min	130 S/min	125 S/min	120 S/min	115 S/min
70-79 S/min		150 S/min	145 S/min	140 S/min	135 S/min	130 S/min	125 S/min	125 S/min
80-89 S/min		155 S/min	150 S/min	145 S/min	140 S/min	135 S/min	125 S/min	125 S/min
>90 S/min		160 S/min	155 S/min	150 S/min	145 S/min	135 S/min	130 S/min	125 S/min

Nach Festlegung der Zielherzfrequenz wird als nächstes das Belastungsschema für den Ergometertest beim Kunden festgelegt. Aufgrund der vorherigen Einstufung als untrainiert und der ermittelten biometrischen Daten wird der Ausdauertest beim Kunden nach dem Belastungsschema der WHO durchgeführt. In der folgenden Tabelle sind alle relevanten Testparameter des Kunden zusammengefasst.

Tabelle 5: Testrelevante Parameter des Kunden (eigene Darstellung 2023)

Geschlecht	Männlich

Alter	23
Gewicht	83kg
Körpergröße (cm)	180cm
Ruhepuls (S/min)	67 S/min
Trainingszustand	Untrainiert
Zielherzfrequenz (IPN)	145 S/min

Es handelt sich um einen submaximalen Fahrradergometerstufentest als Ausdauertest. Der Test beginnt mit einer Belastung von 25 Watt und dauert 2 Minuten pro Stufe. Nach jeder Stufe wird die Belastung um weitere 25 Watt erhöht. Die Trittfrequenz sollte während des gesamten Tests zwischen 60 und 80 U/min liegen. Sobald die Zielherzfrequenz von 145 Schlägen pro Minute erreicht ist, endet der Ergometertest. Die Wattzahl der letzten durchfahrenen Belastungsstufe wird als Testergebnis verwendet. Wenn die maximale Herzfrequenz von 145 Schlägen pro Minute erreicht wird, wird nur die Hälfte der Wattzahl (zeit interpoliert) berücksichtigt. Die erbrachte Leistung wird auf das Körpergewicht des Kunden bezogen (relative Wattleistung).

Tabelle 6: Eingangstest auf dem Fahrradergometer (eigene Darstellung 2023)

Zeit (in Minuten)	Watt	Herzfrequenz 1	Herzfrequenz 2
0-2	25	70	88
2-4	50	93	101
4-6	75	107	112
6-8	100	121	128
8-10	125	135	140
10-12	150	144	-
Watt gesamt	125	-	-
Watt/kg	1,50	-	-

Tabelle 7: Normtabelle für submaximale Radergometer – Relative Watt-Soll-Leistung (Watt pro kg) bei Männern (modifiziert nach IPN, 2004, S. 8) Ausschnitt)

Alter	>30	30-34	35-39	40-44	45-49	50-54	55-59	>60	Bewertung
	1,15	1,09	1,04	0,98	0,92	0,86	0,81	0,75	:-(:-(
	...	...	...	...	...	...	...	...	...

1,40	1,33	1,26	1,19	1,12	1,05	0,98	0,91	:-(
1,45	1,38	1,31	1,23	1,16	1,09	1,02	0,94	:-(
1,50	1,43	1,35	1,28	1,20	1,13	1,05	0,98	:-(
1,55	1,47	1,40	1,32	1,24	1,16	1,09	1,01	:-(
1,60	1,52	1,44	1,36	1,28	1,20	1,12	1,04	:-(
...	...	...	...	...	...	...	...	...
3,40	3,23	3,06	2,89	2,72	2,55	2,38	2,21	:-) :-)

Im Kontext der Normtabelle für submaximale Radergometer, die die Relative Watt-Soll-Leistung (Watt pro kg) bei Männern in verschiedenen Altersgruppen darstellt, bedeutet eine erbrachte Wattleistung von 1,50 Watt pro kg im Vergleich zu anderen Werten in der Tabelle, dass sie unterdurchschnittlich ist. In diesem Zusammenhang kann es darauf hindeuten, dass der Kunde, der eine Wattleistung von 1,50 Watt pro kg erbracht hat, im Vergleich zu anderen Männern in seiner Altersgruppe möglicherweise nicht so fit ist.

Es ist jedoch wichtig zu beachten, dass diese Tabelle spezifisch auf submaximale Rader-gometer-Tests bei Männern ausgerichtet ist und somit nur ein Indikator für die relative Leistungsfähigkeit eines Mannes in diesem spezifischen Kontext ist. Andere Faktoren wie Kraft, Ausdauer und Technik können ebenfalls eine Rolle spielen und sollten bei der Bewertung berücksichtigt werden. Wenn der Kunde jetzt nach dieser Tabelle bewertet wird, basierend auf seiner Wattleistung im Vergleich zu anderen Männern in seiner Al-tersgruppe, kann man aufgrund einer erbrachten Wattleistung von 1,50 Watt pro kg schließen, dass sein Fitnessstand unterdurchschnittlich ist.

1.3 Gesundheits- und Leistungsstatus der Person

Aufgrund der vorliegenden allgemeinen und biometrischen Daten wurde der Gesund-heits- und Leistungszustand des Kunden bewertet. Es ist ersichtlich, dass der Kunde derzeit keinen Sport betreibt und einen erhöhten Body-Mass-Index (BMI) aufweist, der laut der Weltgesundheitsorganisation (WHO) mit einem Wert von 25,6 im präadipösen Bereich liegt. Zudem litt der Kunde an Asthma, das sich jedoch seltener in seinem All-tag bemerkbar macht. Der durchgeführte Ausdauertest auf dem Fahrradergometer ergab eine Leistung, die dem eines untrainierten Menschen entspricht. Basierend auf allen ver-fügbaren Daten und Fakten wird daher zu Beginn ein Ausdauertraining mit geringer In-tensität empfohlen.

2 Zielsetzung/ Prognose

Im nächsten Schritt werden die individuellen Ziele des Kunden ermittelt. Basierend auf den allgemeinen und biometrischen Daten des Kunden sowie seinen Wünschen und der verfügbaren Zeit werden diese Ziele in der Tabelle 8 unter "Trainingsziele" definiert.

Tabelle 8: Trainingsziele (eigene Darstellung 2023)

Inhalt	Ausmaß	Zeit
Gewichtsreduktion	11kg	3Monate
Senkung des BMI	22,2	3Monate
Verbesserung der Watt-Soll-Leistung	1,50 → 1,80	3Monate

Im Hinblick auf den allgemeinen Gesundheitszustand des Kunden ist es sinnvoll präventiv zu denken und gezielt Maßnahmen zu ergreifen, um mögliche gesundheitliche Probleme zu minimieren. Ein präadipöser BMI-Wert kann ein Risikofaktor für verschiedene Erkrankungen darstellen. Daher ist es naheliegend, diesen zu senken. Wie in einer Studie von Mika Kivimäki im Jahr 2017 festgestellt wurde, kann die Senkung des BMI-Wertes möglichen gesundheitlichen Problemen entgegenwirken. (Mika Kivimäki, 2017) Daher wird die Senkung des BMI als eines der primären Ziele des Kunden betrachtet. Zusätzlich hat der Kunde den Wunsch geäußert, Gewicht zu reduzieren. Um dieses Ziel zu erreichen, werden neben dem Ausdauertraining auch Maßnahmen zur Umstellung der Ernährung ergriffen. Hierbei wird auf eine geringere Kalorienzufuhr geachtet und auf ausgewogene, gesunde Ernährung gesetzt. Eine erfolgreiche Gewichtsreduktion wird nicht nur zu einer Verbesserung der allgemeinen Fitness beitragen, sondern auch zu einer Steigerung der Lebensqualität des Kunden führen. (Seppelt, 1996) Es ist davon auszugehen, dass sein Selbstbewusstsein und Wohlbefinden ebenfalls steigen werden. Ein weiteres Ziel des Kunden ist die Verbesserung der Watt-Soll-Leistung. Bei einem Ausdauertest wurden Leistungen ermittelt, die im unterdurchschnittlichen Bereich lagen. Um das Ziel von 1,80 Watt/kg zu erreichen, fehlen noch 0,3 Watt/kg. Durch gezieltes Training wird angestrebt, diesen Wert zu erreichen und bei einem erneuten Test zu überprüfen.

3 Trainingsplanung Mesozyklus

Im Nachfolgenden wird die Trainingsplanung des Mesozyklus in tabellarischer Form aufgeführt. Der Mesozyklus erstreckt sich über einen Zeitraum von 8 Wochen und ist in vier Mikrozyklen unterteilt. Die Tabellen zeigen die geplanten Trainingseinheiten sowie die Intensität und Dauer des Trainings. Die Planung beruht auf wissenschaftlichen Erkenntnissen und berücksichtigt die individuellen Voraussetzungen und Ziele des Kunden. Durch die progressive Steigerung der Belastung wird eine kontinuierliche Verbesserung der aeroben Leistungsfähigkeit angestrebt. Die ausschließliche Verwendung des Fahrradergometers als Trainingsgerät ermöglicht eine präzise Steuerung der Trainingsintensität und stellt somit eine effektive Methode zur Verbesserung der Ausdauer dar.

3.1 Grobplanung Mesozyklus

Tabelle 9: Trainingsplanung Mesozyklus 1 (eigne Darstellung 2023)

Trainingsplanung Mesozyklus 1	
Dauer	8 Wochen
Trainingsziel	Verbesserung der aeroben Ausdauerleistungsfähigkeit
Trainingsmethode	Extensive Dauermethode
Trainingsintensität	60-70% Hfmax
Trainingshäufigkeit pro Woche	1-3x
Trainingsdauer pro Einheit	20-55min
Trainingsgeräte	Fahrradergometer

Begründung der Dauer:

Der Mesozyklus wird auf 8 Wochen ausgelegt, um dem Kunden genug Zeit zu geben, sich an das Training zu gewöhnen. Auch wenn der Kunde bereits Erfahrung hat, sollte eine langsame Steigerung der Trainingsintensität und -dauer durchgeführt werden, um Überbelastungen und Verletzungen zu vermeiden.

Begründung der Trainingszielsetzung:

Als untrainierte Person sollte der Fokus des Trainings weiterhin auf der langfristigen Gesundheit und dem Aufbau einer guten Grundlagenausdauer liegen. Das Training wird daher erneut auf die Extensive Dauermethode ausgerichtet, um dem Kunden eine schonende und effektive Heranführung an das Training zu ermöglichen.

Begründung des Belastungsgefüges:

Das Training wird mit dem Fahrradergometer durchgeführt, da es sich für Anfänger besonders gut eignet und nur geringe Koordinationsanforderungen hat. Zudem ist es eine schonende Methode, um die Grundlagenausdauer aufzubauen. Die Trainingsintensität wird auf 60-70% Hfmax festgelegt, um eine effektive Belastung bei gleichzeitiger Schonung des Herz-Kreislauf-Systems zu gewährleisten. Die Trainingshäufigkeit wird je nach individueller Belastbarkeit auf 1-3x pro Woche festgelegt, um dem Kunden ausreichend Regenerationszeit zu geben. Die Trainingsdauer pro Einheit wird auf 20-55 Minuten festgelegt, um eine schonende Steigerung der Belastung zu gewährleisten.

3.2 Detailplanung Mesozyklus

Tabelle 10: Tabelle 10: Detailplanung Mesozyklus 1 Woche 1-2

Woche 1	MO	MI	FR	Woche 2	MO	MI	FR
Trai-ningsziel	Verbesse-rung der Grundla-genaus-dauer	Verbesse-rung der Grundla-genaus-dauer	Verbesse-rung der Grundla-genaus-dauer	Trai-ningsziel	Kontinu-ierliche Verbesse-rung der Grundla-genaus-dauer	Kontinu-ierliche Verbesse-rung der Grundla-genaus-dauer	Kontinu-ierliche Verbesse-rung der Grundla-genaus-dauer
Trai-ningsme-thode	Extensive Dauer-methode	Extensive Dauer-methode	Extensive Dauer-methode	Trai-ningsme-thode	Extensive Dauer-methode	Extensive Dauer-methode	Extensive Dauer-methode
Trainings Intensität	60-65% der maxi-malen Herzfre-quenz (HFmax)	60-65% der maxi-malen Herzfre-quenz (HFmax)	60-65% der maxi-malen Herzfre-quenz (HFmax)	Trainings Intensität	60-65% der maxi-malen Herzfre-quenz (HFmax)	60-65% der maxi-malen Herzfre-quenz (HFmax)	60-65% der maxi-malen Herzfre-quenz (HFmax)
Trainings	ca. 118-	ca. 118-	ca. 118-	Trainings	ca. 118-	ca. 118-	ca. 118-

Herzfrequenz	128 Schläge pro Minute	128 Schläge pro Minute	128 Schläge pro Minute	Herzfrequenz	128 Schläge pro Minute	128 Schläge pro Minute	128 Schläge pro Minute
Trainings Dauer	20 Minuten pro Einheit	20 Minuten pro Einheit	20 Minuten pro Einheit	Trainings Dauer	25 Minuten pro Einheit	25 Minuten pro Einheit	25 Minuten pro Einheit
Trainings Gerät	Fahrradergometer	Fahrradergometer	Fahrradergometer	Trainings Gerät	Fahrradergometer	Fahrradergometer	Fahrradergometer

Tabelle 11: Tabelle 10: Detailplanung Mesozyklus 1 Woche 3-4

Woche 3	MO	MI	FR	Woche 4	MO	MI	FR
Trainingsziel	Verbesserung der Grundlagenausdauer	Verbesserung der Grundlagenausdauer	Verbesserung der Grundlagenausdauer	Trainingsziel	Verbesserung der Grundlagenausdauer	Verbesserung der Grundlagenausdauer	Verbesserung der Grundlagenausdauer
Trainingsmethode	Extensive Dauermethode	Extensive Dauermethode	Extensive Dauermethode	Trainingsmethode	Extensive Dauermethode	Extensive Dauermethode	Extensive Dauermethode
Trainings Intensität	60-65% der maximalen Herzfrequenz (HFmax)	60-65% der maximalen Herzfrequenz (HFmax)	60-65% der maximalen Herzfrequenz (HFmax)	Trainings Intensität	60-65% der maximalen Herzfrequenz (HFmax)	60-65% der maximalen Herzfrequenz (HFmax)	60-65% der maximalen Herzfrequenz (HFmax)
Trainings Herzfrequenz	ca. 118-128 Schläge pro Minute	ca. 118-128 Schläge pro Minute	ca. 118-128 Schläge pro Minute	Trainings Herzfrequenz	ca. 118-128 Schläge pro Minute	ca. 118-128 Schläge pro Minute	ca. 118-128 Schläge pro Minute
Trainings Dauer	30 Minu-	30 Minu-	30 Minu-	Trainings Dauer	35 Minu-	35 Minu-	35 Minu-

| | ten pro Einheit | ten pro Einheit | ten pro Einheit | | ten pro Einheit | ten pro Einheit | ten pro Einheit |
| Trainings Gerät | Fahrradergometer | Fahrradergometer | Fahrradergometer | Trainings Gerät | Fahrradergometer | Fahrradergometer | Fahrradergometer |

Tabelle 12: Tabelle 10: Detailplanung Mesozyklus 1 Woche 5-6

Woche 5	MO	MI	FR	Woche 6	MO	MI	FR
Trainingsziel	Kontinuierliche Verbesserung der Grundlagenausdauer	Kontinuierliche Verbesserung der Grundlagenausdauer	Kontinuierliche Verbesserung der Grundlagenausdauer	Trainingsziel	Erhöhung der Trainingsintensität und Verbesserung der Grundlagenausdauer	Erhöhung der Trainingsintensität und Verbesserung der Grundlagenausdauer	Erhöhung der Trainingsintensität und Verbesserung der Grundlagenausdauer
Trainingsmethode	Extensive Dauermethode	Extensive Dauermethode	Extensive Dauermethode	Trainingsmethode	Extensive Dauermethode	Extensive Dauermethode	Extensive Dauermethode
Trainings Intensität	60-65% der maximalen Herzfrequenz (HFmax)	60-65% der maximalen Herzfrequenz (HFmax)	60-65% der maximalen Herzfrequenz (HFmax)	Trainings Intensität	60-70% der maximalen Herzfrequenz (HFmax)	60-70% der maximalen Herzfrequenz (HFmax)	60-70% der maximalen Herzfrequenz (HFmax)
Trainings Herzfrequenz	ca. 118-128 Schläge pro Minute	ca. 118-128 Schläge pro Minute	ca. 118-128 Schläge pro Minute	Trainings Herzfrequenz	ca. 118-133 Schläge pro Minute	ca. 118-133 Schläge pro Minute	ca. 118-133 Schläge pro Minute

Trainings Dauer	40 Minuten pro Einheit	40 Minuten pro Einheit	40 Minuten pro Einheit	Trainings Dauer	45 Minuten pro Einheit	45 Minuten pro Einheit	45 Minuten pro Einheit
Trainings Gerät	Fahrradergometer	Fahrradergometer	Fahrradergometer	Trainings Gerät	Fahrradergometer	Fahrradergometer	Fahrradergometer

Tabelle 13: Tabelle 10: Detailplanung Mesozyklus 1 Woche 7-8

Woche 7	MO	MI	FR	Woche 8	MO	MI	FR
Trainingsziel	Erhöhung der Trainingsintensität und Verbesserung der Grundlagenausdauer	Erhöhung der Trainingsintensität und Verbesserung der Grundlagenausdauer	Erhöhung der Trainingsintensität und Verbesserung der Grundlagenausdauer	Trainingsziel	Steigerung der Trainingsdauer und Intensität zur Erhaltung der Grundlagenausdauer	Steigerung der Trainingsdauer und Intensität zur Erhaltung der Grundlagenausdauer	Steigerung der Trainingsdauer und Intensität zur Erhaltung der Grundlagenausdauer
Trainingsmethode	Extensive Dauermethode	Extensive Dauermethode	Extensive Dauermethode	Trainingsmethode	Extensive Dauermethode	Extensive Dauermethode	Extensive Dauermethode
Trainings Intensität	60-70% der maximalen Herzfrequenz (HFmax)	60-70% der maximalen Herzfrequenz (HFmax)	60-70% der maximalen Herzfrequenz (HFmax)	Trainings Intensität	60-70% der maximalen Herzfrequenz (HFmax)	60-70% der maximalen Herzfrequenz (HFmax)	60-70% der maximalen Herzfrequenz (HFmax)
Trainings Herzfrequenz	ca. 118-133 Schläge	ca. 118-133 Schläge	ca. 118-133 Schläge	Trainings Herzfrequenz	ca. 118-133 Schläge	ca. 118-133 Schläge	ca. 118-133 Schläge

	pro Minute	pro Minute	pro Minute		pro Minute	pro Minute	pro Minute
Trainings Dauer	50 Minuten pro Einheit	50 Minuten pro Einheit	50 Minuten pro Einheit	Trainings Dauer	55 Minuten pro Einheit	55 Minuten pro Einheit	55 Minuten pro Einheit
Trainings Gerät	Fahrradergometer	Fahrradergometer	Fahrradergometer	Trainings Gerät	Fahrradergometer	Fahrradergometer	Fahrradergometer

3.3 Begründung Mesozyklus

Begründung angesteuerten Trainingsbereiche:

Die angesteuerten Trainingsbereiche im Mesozyklus basieren auf der individuellen anaeroben Schwelle (IANS) des Kunden, um sicherzustellen, dass das Training in einem aeroben Bereich stattfindet und Übertraining vermieden wird. Ein Training in diesem Bereich hat nachweislich positive Auswirkungen auf die kardiorespiratorische Fitness und die Gesundheit des Herz-Kreislauf-Systems. Laut einer Studie von Pichon et al. (2002) ist ein Training in diesem Bereich auch effektiver als ein Training bei maximaler Herzfrequenz. Darüber hinaus ermöglicht die Arbeit in verschiedenen Herzfrequenzbereichen eine abwechslungsreichere Trainingsgestaltung, was die Motivation des Kunden fördern kann (Mujika et al., 2018)

Begründung zu den ausgewählten Trainingsmethoden :

Es wurde eine moderate Intensität im Bereich von 60-70% HFmax ausgewählt, um eine aerobe Leistungssteigerung zu erreichen. Dies ist durch mehrere Studien belegt, die zeigen, dass Training im moderaten Intensitätsbereich die aerobe Leistungsfähigkeit effektiv verbessern kann (Mujika et al., 2018; Pichon et al., 2002). Zudem führt das Training im moderaten Intensitätsbereich zu einer geringeren Belastung des Herzkreislaufsystems im Vergleich zum Hochintensitäts-Training und ist daher auch für Personen mit geringerer Fitness geeignet (Weston et al., 2014)

Begründung des Belastungsumfangs:

Der wöchentliche Belastungsumfang wurde basierend auf der Fähigkeit des Kunden, sich an die Belastungen anzupassen und schrittweise zu steigern, ausgewählt. Es wurde darauf geachtet, dass der Trainingsplan nicht zu überfordernd ist, um Verletzungen oder Übertraining zu vermeiden. Studien haben gezeigt, dass eine angemessene Belastungsdosis wichtig ist, um eine adäquate Trainingsanpassung zu erzielen. Eine zu geringe Belastung kann jedoch nicht ausreichend sein, um eine signifikante Verbesserung der Ausdauerleistung zu erzielen, während eine zu hohe Belastung ein Risiko für Übertraining und Verletzungen darstellen kann. Eine Metaanalyse von Seiler et al. (2013) zeigt, dass ein hoher Belastungsumfang von etwa 8-12 Stunden pro Woche zu einer signifikanten Verbesserung der aeroben Leistungsfähigkeit führen kann. Eine weitere Studie von Weston et al. (2014) zeigte, dass ein wöchentlicher Belastungsumfang von 150-300 Minuten moderater Intensität (60-80% HFmax) über einen Zeitraum von 12 Wochen zu einer signifikanten Verbesserung der Ausdauerleistung bei untrainierten Probanden führte. Basierend auf diesen Erkenntnissen wurde für den Kunden ein wöchentlicher Belastungsumfang von insgesamt 210 Minuten moderater Intensität ausgewählt. Dies ermöglicht eine schrittweise Steigerung der Belastungsdosis und stellt sicher, dass der Kunde eine angemessene Trainingsanpassung erreicht, ohne das Risiko von Übertraining oder Verletzungen zu erhöhen.

Begründung zur Belastungsprogression:

Die schrittweise Erhöhung der Belastung im Trainingsplan basiert auf der Idee der progressiven Überlastung, die dazu führt, dass sich der Körper an die zunehmende Belastung anpasst und dadurch eine Leistungssteigerung erzielt wird. Eine Studie von Mujika et al. (2018) ergab, dass eine schrittweise Erhöhung der Trainingsbelastung effektiver ist als eine plötzliche Erhöhung, da dies zu einer besseren Leistungssteigerung führt und gleichzeitig das Verletzungsrisiko reduziert. Eine weitere Studie von Pichon et al. (2002) zeigte, dass ein schrittweiser Belastungsaufbau über einen Zeitraum von sechs Wochen zu signifikanten Verbesserungen der aeroben Leistungsfähigkeit führt. Ähnlich zeigt auch eine Studie von Seiler et al. (2013), dass eine progressiv gesteigerte Trainingsbelastung über einen längeren Zeitraum hinweg (10 Wochen) zu einer signifikanten Verbesserung der Leistungsfähigkeit führen kann. Basierend auf diesen Erkenntnissen wurde im Trainingsplan eine schrittweise Erhöhung der Trainingsbelastung über einen Zeitraum von acht Wochen implementiert. Durch die progressive Steigerung der Trainingsbelastung wird dem Körper des Kunden die Möglichkeit gegeben, sich an die Belastungen anzupassen und schrittweise zu steigern, was zu einer verbesserten aeroben Leistungsfähigkeit führen kann.

Begründung zu den ausgewählten Ausdauergeräten bzw. Bewegungsformen:

Die Wahl des Fahrradergometers als Ausdauergerät für den achtwöchigen Trainingsplan bietet mehrere Vorteile. Zum einen ist das Training auf dem Fahrradergometer eine gelenkschonende Aktivität, die ein niedrigeres Verletzungsrisiko im Vergleich zu anderen Ausdauersportarten wie Laufen aufweist. Darüber hinaus ermöglicht das Fahrradergometer eine kontrollierte Belastung, die sich leicht an individuelle Trainingsziele und Fitnesslevel anpassen lässt. Eine Studie von Burke et al. (2004) zeigte, dass das Training auf dem Fahrradergometer eine effektive Methode zur Verbesserung der aeroben Ausdauer ist und zu signifikanten Verbesserungen in der maximalen Sauerstoffaufnahme (VO2max) führen kann. Ein weiterer Vorteil des Fahrradergometers ist die Möglichkeit, Intervalltrainings durchzuführen, bei denen kurze, intensive Belastungsphasen mit Erholungsphasen abgewechselt werden. Dieses Trainingsformat hat sich als besonders effektiv erwiesen, um die aerobe Leistungsfähigkeit und die Gesundheit des Herz-Kreislauf-Systems zu verbessern (Seiler et al., 2013). Insgesamt bietet das Training auf dem Fahrradergometer eine sichere und effektive Möglichkeit, die aerobe Ausdauer zu verbessern und die Gesundheit des Herz-Kreislauf-Systems zu fördern.

4 Literaturrecherche

4.1 Studie 1

Tabelle 14:Studie 1 Effekte des Ausdauertrainings bei Diabetes mellitus Typ-2

Titel der Studie	Effect of an intensive exercise intervention strategy on modifiable cardiovascular risk factors in subjects with type 2 diabetes mellitus: a randomized controlled trial: the Italian Diabetes and Exercise Study (IDES)
Autor	Balducci, S., Zanuso, S., Nicolucci, A., Fernando, F., Cavallo, S., Cardelli, P., ... & Pugliese, G
Jahr	2010

Versuchspersonen	Die Studie umfasste 606 Personen mit Typ-2-Diabetes mellitus, die in drei Gruppen eingeteilt wurden: eine Interventionsgruppe, die an einem intensiven Bewegungsprogramm teilnahm, eine Kontrollgruppe, die an einem leichten Bewegungsprogramm teilnahm, und eine weitere Kontrollgruppe, die keine Übungen durchführte.
Versuchsaufbau	Die Interventionsgruppe nahm an einem 12-monatigen intensiven Bewegungsprogramm teil, das 3-mal pro Woche durchgeführt wurde und sowohl aerobes als auch Widerstandstraining umfasste. Die Kontrollgruppe, die an einem leichten Bewegungsprogramm teilnahm, erhielt Schulungen zur Diabeteskontrolle und Bewegungsempfehlungen, die auf den nationalen Richtlinien basierten. Die dritte Kontrollgruppe nahm an keiner körperlichen Aktivität teil. Die Ergebnisse wurden anhand von Bluttests und körperlichen Untersuchungen nach 12 Monaten bewertet.
Ergebnisse/Schlussfolgerung	Die Ergebnisse zeigten, dass die Interventionsgruppe signifikante Verbesserungen bei mehreren modifizierbaren kardiovaskulären Risikofaktoren wie Blutdruck, Körpergewicht, Taillenumfang und HbA1c-Werten im Vergleich zu den Kontrollgruppen aufwies. Die Studie zeigt, dass ein intensives Bewegungsprogramm eine effektive Methode zur Verbesserung der kardiovaskulären Gesundheit bei Personen mit Typ-2-Diabetes mellitus sein

	kann.

4.2 Studie 2

Tabelle 15: Studie 2 Effekte des Ausdauertrainings bei Diabetes mellitus Typ-2

Titel der Studie	Effects of aerobic training, resistance training, or both on glycemic control in type 2 diabetes: a randomized trial
Autor	Sigal, R. J., Kenny, G. P., Boule, N. G., Wells, G. A., Prud'homme, D., Fortier, M., ... & Reid, R. D.
Jahr	2007
Versuchspersonen	Die Studie umfasste 251 Personen mit Typ-2-Diabetes im Alter von 39 bis 70 Jahren, die zufällig einer von drei Interventionsgruppen zugewiesen wurden: Aerobic-Training (AT), Widerstandraining (WT) oder eine Kombination aus beidem (AT + WT). Die Teilnehmer hatten einen durchschnittlichen Body-Mass-Index von 32,1 und einen durchschnittlichen HbA1c-Spiegel von 7,7%.
Versuchsaufbau	Die Studie wurde als randomisierte kontrollierte Studie durchgeführt. Die Teilnehmer wurden zufällig einer der drei Interventionsgruppen zugewiesen und absolvierten ein 22-wöchiges Trainingsprogramm. Die AT-Gruppe absolvierte dreimal pro Woche ein Aerobic-Training auf einem Laufband oder Fahrradergometer. Die WT-Gruppe absolvierte dreimal pro Woche ein Widerstandraining mit Ge-

	wichten oder Maschinen. Die AT + WT-Gruppe absolvierte sowohl ein Aerobic- als auch ein Widerstandstraining. Alle Gruppen erhielten auch Schulungen zur Diät und Lebensstiländerungen. Der primäre Endpunkt der Studie war die Veränderung des HbA1c-Spiegels von der Ausgangslage bis zum Ende der Interventionsphase.
Ergebnisse/Schlussfolgerung	Die Ergebnisse zeigten, dass alle drei Trainingsgruppen signifikante Verbesserungen des HbA1c-Spiegels gegenüber der Kontrollgruppe aufwiesen. Die AT-Gruppe hatte eine durchschnittliche Reduktion des HbA1c-Spiegels um 0,51%, die WT-Gruppe um 0,38% und die AT + WT-Gruppe um 0,56%. Es gab keine signifikanten Unterschiede zwischen den Trainingsgruppen. Die Autoren schlussfolgerten, dass sowohl Aerobic- als auch Widerstandstraining eine wirksame Methode zur Verbesserung der glykämischen Kontrolle bei Menschen mit Typ-2-Diabetes darstellen.

5 Literaturverzeichnis

Mika Kivimäki, E. K. (19. Mai 2017). Overweight, obesity, and risk of cardiometabolic multimorbidity: pooled analysis of individual-level data for 120813 adults from 16 cohort studies from the USA and Europe. Von https://www.thelancet.com/pdfs/journals/lanpub/PIIS2468-2667(17)30074-9.pdf abgerufen

WHO. (kein Datum). World Health Organisation. Von https://www.who.int/europe/news-room/fact-sheets/item/a-healthy-lifestyle---who-recommendations abgerufen

Seppelt, B. W. (1. Dezember 1996). Langzeiteffekte einer Ernährung mit fettreduzierten Lebensmitteln auf die Energieaufnahme und das Körpergewicht. Zeitschrift für Ernährungswissenschaft, S. 35, 369–377.

Vlatsas, S. (2015). Kardiovaskuläre Effekte eines aeroben versus eines . Charité–Universitätsmedizin Berlin, NRW, GER.

Bickenbach, A. L. (2011). Auswirkungen von Ausdauer- vs. Krafttraining vs. . Köln, NRW, GER.

Hainbuch, F. (2004). Die Beitragsfähigkeit eines gezielten Ausdauertrainings zur Steigerung der Alltagskompetenz 60-70 jähriger Menschen. Göttingen, GER.

Neumann, P. B. (2013). Optimiertes Ausdauertraining. Meyer & Meyer Verlag. Von https://books.google.de/books? id=NA9Q4TMKzMwC&lpg=PA9&ots=I6Utu5k abgerufen

M. Muster, R. Z. (2006). Bewegung und Gesundheit: Gesicherte Effekte von körperlicher Aktivität und Ausdauertraining. Springer-Verlag.

Esteve-Lanao, J., Foster, C., Seiler, S., & Lucia, A. (2007). Impact of training intensity distribution on performance in endurance athletes. Journal of strength and conditioning research, 21(3), 943-949 von https://pubmed.ncbi.nlm.nih.gov/17685689/ abgerufen

Foster C, et al. Effects of a 12-month exercise protocol on cardiovascular responsiveness in coronary artery disease patients. Med Sci Sports Exerc. 1996;28(4):428-36. doi: 10.1097/00005768-199604000-00002. PMID: 8775143

Eijsvogels TM, Thompson PD, Franklin BA. The "extreme exercise hypothesis": recent findings and cardiovascular health implications. Curr Treat Options

Cardiovasc Med. 2016 Feb;18(2):1-11. doi: 10.1007/s11936-015-0422-6.
PMID: 26728409

Mujika, I., & Padilla, S. (2000). Detraining: Loss of training-induced physiological
and performance adaptations. Part I: Short term insufficient training stimulus.
Sports Medicine, 30(2), 79-87. doi: 10.2165/00007256-200030020-00001 von
https://pubmed.ncbi.nlm.nih.gov/10966148/ abgerufen

Weston, K. S., Wisløff, U., & Coombes, J. S. (2014). High-intensity interval training
in patients with lifestyle-induced cardiometabolic disease: a systematic review
and meta-analysis. British Journal of Sports Medicine, 48(16), 1227-1234. doi:
10.1136/bjsports-2013-092576. PMID: 23877244 von
https://pubmed.ncbi.nlm.nih.gov/24144531/ abgerufen

Seiler, S., Jøranson, K., Olesen, B. V., & Hetlelid, K. J. (2013). Adaptations to
aerobic interval training: interactive effects of exercise intensity and total work
duration. Scandinavian journal of medicine & science in sports, 23(1), 74-83.
doi: 10.1111/sms.12092. PMID: 23320837 von
https://pubmed.ncbi.nlm.nih.gov/21812820/ abegrufen

Balducci, S., Zanuso, S., Nicolucci, A., Fernando, F., Cavallo, S., Cardelli, P., ... &
Pugliese, G. (2010). Effect of an intensive exercise intervention strategy on
modifiable cardiovascular risk factors in subjects with type 2 diabetes mellitus:
a randomized controlled trial: the Italian Diabetes and Exercise Study (IDES).
Archives of internal medicine, 170(20), 1794-1803 von
https://pubmed.ncbi.nlm.nih.gov/21059972/ abgerufen

Sigal, R. J., Kenny, G. P., Boule, N. G., Wells, G. A., Prud'homme, D., Fortier, M., ...
& Reid, R. D. (2007). Effects of aerobic training, resistance training, or both on
glycemic control in type 2 diabetes: a randomized trial. Annals of internal
medicine, 147(6), 357-369. von https://pubmed.ncbi.nlm.nih.gov/17876019/
abgerufen

5.1 Tabellenverzeichnis